ROSINA FASCHING – TEEPILZ KOMBUCHA

ROSINA FASCHING

Teepilz Kombucha

Das Naturheilmittel
und seine Bedeutung bei Krebs und anderen Stoffwechselkrankheiten

Mit 11 Farbbildern und einer Topographie der Iris

VERLAG WILHELM ENNSTHALER, STEYR

8. Auflage 1988

ISBN 3 85068 191 2

INHALTSVERZEICHNIS

VORWORT

Die vorliegende Schrift über den »TEEPILZ KOMBUCHA« beruht auf meiner jahrzehntelangen Beobachtung und praktischen Erfahrung als Arzt und Krebsforscher. Ich möchte diese Schrift auch als eine Bereicherung zum gesamten Komplex rund um die Krebsfrage verstanden wissen. Meine Methoden der Früherkennung von Krebs und Präkanzerosen mittels Irisdiagnostik und Blutfärbung sowie meine erarbeiteten Behandlungsmethoden sollen jenen zu Hilfe kommen, die Krebs nach wie vor mit unsäglichem Leid, Schmerz und unweigerlichem Tod verbinden.

Wenn ich als Mediziner nach »Außenseitermethoden« griff, so bin ich dennoch der Auffassung, daß nur ein Zusammenwirken *aller Kräfte* und *aller Erkenntnisse* in der Krebsfrage zum Ziel führen. Und das Ziel kann doch nur sein, diese Krankheit schon in ihren ersten Entwicklungsphasen erkennen und gezielt behandeln. Um dem Krebs mit Erfolg zu begegnen, benötigen wir also zu allererst eine vernünftige Haltung, die Schlußfolgerungen nicht durch Emotionen trübt. Hilfsmittel zur Früherkennung des Krebses − wie beispielsweise die Irisdiagnostik − werden von der Mehrheit der Mediziner abgelehnt und es fehlt an Einsicht, die Erkenntnisse, welche auf diesen Hilfsmitteln beruhen, anzuerkennen. Wenn Krebs aber eine dem Organismus entglittene bösartige Fehlfunktion ist, so stellt sich uns die Frage: Wie kommt es zu einer derartigen Entgleisung und wo liegt der erste falsche Impuls, das erste Rädchen?

So gesehen, stellt sich mir als Praktiker nur die eine Frage: Wie erkenne ich, wie heile ich?

Weiters muß sich bei Theoretikern und Praktikern die Einsicht durchsetzen, daß Krebs nichts Besonderes, sondern daß die Geschwülste nur als eine unter vielen chronischen Stoffwechselkrankheiten zu betrachten ist. Die Initialphase des Tumors liegt in einem gestörten Stoffwechselhaushalt und folglich muß auch hier die Behandlung und Prophylaxe ansetzen. So lange die Medizin außerstande ist, Krebs mittels einer Impfung zu verhindern, wird »Krebsheilen« eine Utopie bleiben, aber es verbleiben uns Möglichkeiten, auch bei fortgeschrittener Krebserkrankung zu helfen. Helfen heißt Lebensverlängerung unter erträglichen Bedingungen und heißt schließlich Beseitigung von Komplikationen, Angst und Schrecken.

Ich verstehe meine Behandlungsmethode bei Krebs und anderen chronischen Leiden mit dem Teepilz Kombucha, Colipräparaten und anderen biologischen Arzneien als eine Alternativmethode und solange als gültig, bis es gelungen sein wird, den gesunden Menschen gegen Krebs mittels Impfung zu immunisieren.

Die von Dr. R. C. Gallo (USA) und Dr. L. Montagnier (Paris) kürzlich, und von etlichen anderen Krebsforschern zuvor (z. B. v. Brehmer, Scheller, Enderlein und mir) entdeckten Viren sind ident. Hier wird Gleiches nur verschieden interpretiert. Weltweit wird an einer Immunisierung gearbeitet, d. h. nach einem wirksamen Impfstoff gesucht und der Entdeckung eines solchen sehe ich mit Zuversicht entgegen. Bedenkt man aber, daß z. B. von der Entdeckung des Hepatitis-B-Virus bis zum Zeitpunkt der Findung eines brauchbaren Impfstoffes ganze 16 Jahre vergangen sind, wird man heute dankend eine alternative Behandlungsmethode aufgreifen.

Dieses Büchlein will dem Leser meine wissenschaftlichen Forschungsergebnisse und praktischen Erfahrungen vermitteln und ein seit Jahrhunderten beliebtes und geschätztes, leider jedoch in Vergessenheit geratenes Naturheilmittel wieder allgemein bekanntmachen.

Dr. med. Rudolf Sklenar
Lich/Oberhessen, im November 1984.

I. Teil

Der Teepilz Kombucha...

Historisches, Entdeckung und Verbreitung

Seit Jahrhunderten erfreut sich der Teepilz Kombucha großer Beliebtheit als Volks- und Hausmittel. Schon im alten chinesischen Kaiserreich unter der Tsin-Dynastie (221 v. Chr.) »wurden die Pilze als Mittel zur Erlangung der Unsterblichkeit angesehen. Von ihnen ging eine zauberische Kraft aus. Der berühmteste ist der göttliche Tsche. Der *Ganoderma japonicus Lloyd*, was gleichbedeutend mit dem Terminus ‚göttlicher Tsche‘ (Ling-tsche) ist, wird noch heute in Südchina bei chronischer Gastritis verwendet«.[1] Die Medizingeschichte weiß auch von einem koreanischen Mediziner namens *Kombu* zu berichten, der nach Japan gerufen wurde, um dort Kaiser Inkyo zu behandeln. Das Jahr 414 dürfte dann auch als der Zeitpunkt angenommen werden, als der »Tsche des Kombu« nach Japan gelangte. Selbstverständlich kann von einer »Entdeckung« des Pilzes nicht im herkömmlichen Sinne gesprochen werden, denn er ist kein Endprodukt einer pharmazeutischen Fabrikation oder »Erfindung« eines Forschers im Labor, sondern eine gelungene natürliche Symbiose niederer Lebewesen.

Von Korea, Japan, China, Indien und über Russland verbreitete sich der Pilz auch in den osteuropäischen Ländern und ist wegen seiner günstigen Wirkung bei Stoffwechselkrankheiten sehr beliebt. Bis zum Zweiten Weltkrieg war die Kombucha nahezu in jedem Haushalt anzutreffen. Durch den Krieg, als es den Menschen an den nötigen Mitteln (schwarzer Tee und Zucker) zur Erhaltung des Pilzes arg mangelte, büßte die Kombucha ihre Popularität ein und geriet fast völlig in Vergessenheit. Gelegentlich findet sich nur in der antiquierten Literatur noch ein Hinweis auf dieses einst so beliebte Naturheilmitte. So berichtet beispielsweise

---

[1] Siehe: Illustrierte Geschichte der Medizin in 9 Bänden«, Band 1. Andreas & Andreas Verlagsbuchhandel. Salzburg 1980. S. 81.

Hans Irion im »Lehrgang für Drogistenfachschule«[1] vom Teepilz Fungus japonicus, Fungojapon Kombucha, Indisch-japanischer Teepilz. Die Literatur kennt ihn auch unter den Namen »Pichia fermentans«, »Cembuya orientalis«, »Combuchu«, »Tschambucco«, »Wolgaquelle«, »Mo-Gû«, »Champignon de longue vie«, »Teekwass«, »Kwassan«, etc.

In den fünfziger Jahren wurde die Kombucha zum Lieblingsgetränk der italienischen Schickeria. Dort fiel sie dann in Ungnade, weil irgend jemand aus niederen Beweggründen behauptete, sie sei krebserregend. Eine Schweizer Untersuchung bezeugte 1961 jedoch genau das Gegenteil: Der Teepilz sei so gesund wie etwa Joghurt und konnte in der Fränkischen Schweiz in Apotheken erstanden werden.

1964 veröffentlichte *Dr. med. Rudolf Sklenar* erstmalig seine jahrelangen praktischen Erfahrungen mit dem Teepilz Kombucha.[2] Seither erlebt die Kombucha wieder eine Renaissance und gewinnt ihre alte Beliebtheit zurück.

Der Pilz

Bei nicht verunreinigten Pilzkulturen handelt es sich um eine natürliche Symbiose von Saccharomyces ludwigii, Saccharomyces apiculatus-Typen, Bacterium xylinum, Bacterium xylinoides, Bacterium gluconicum, Schizosaccharomyces pombe, Acetobacter ketogenum, Torula-Arten, Pichia fermentans u.a. Hefen.

Im Gegensatz zu den echten Hefen bilden diese Mischkulturen keine Sporen, sondern vermehren sich ausschließlich vegetativ durch Sprossung.

Heute wird das Kombuchagetränk bereits industriell hergestellt, womit eine Reinhaltung der Kulturen vor Superinfektionen sowie eine hochwertige Qualität des Getränkes gesichert ist.

1 Irion, Hans (Hrsg.): Lehrgang für Drogistenfachschule in 4 Bänden. Band 2: Botanik – Drogenkunde. Verlagsgesellschaft Rudolf Müller, Eberswalde – Berlin – Leipzig 1942. S. 405.
2 Dr. med. Sklenar, Rudolf in: Sonderdruck aus Erfahrungsheilkunde. Zeitschrift für die tägliche Praxis. Band XIII. Heft 3. Karl F. Haug Verlag, Ulm/Donau 1964.

Inhaltsstoffe und Wirkung

Die Symbionten des Kombuchapilzes leben von der Nährlösung. Durch ihre Lebenstätigkeit vergären sie den Zucker und erzeugen dabei verschiedene Stoffwechselprodukte, welche in das Getränk übergehen. Unter diesen werden vor allem Glukuronsäure, Milchsäure, Essigsäure und verschiedene Vitamine als wirksam angesehen. Der Alkoholgehalt ist durchschnittlich nur 0,5 Prozent, jedoch gibt die Kohlensäure dem Getränk seinen erfrischenden Charakter und wird von den Leuten als wahrer »Durstlöscher« beschrieben. Zu erwähnen sind auch noch Aromastoffe, die durch den Stoffwechsel der Kombuchasymbionten entstehen und das so typische Aroma des Kombuchagetränkes ausmachen.

Es wäre nun nicht der Kern der Sache, aus dem Kombuchapilz einige Inhaltsstoffe zu isolieren und sich davon die selben wohltuenden Wirkungen auf den menschlichen Organismus zu erwarten, da das Getränk an sich ein nicht kopierbares Kompositum für den Menschen darstellt und deshalb in seiner Wirkung und Heilkraft so vielfältig ist. Und schon der große griechische Philosoph Aristoteles wußte:

Das Ganze ist mehr als die Summe seiner Teile.

Trotz etlicher Analysen konnte das Geheimnis dieses »göttlichen Tsche« nicht vollständig gelüftet werden. Stets blieb ein »Zuckerderivat unbekannter Zusammensetzung aus der Klasse der Glukonsäuren« übrig. Doch sind sich alle einig, daß die vorhandene Glukuronsäure eine eminente Entgiftung im Organismus bewirkt. Diese ist für den menschlichen Körper deshalb so wichtig, weil sie als sogenannte »gepaarte Glukuronsäure« Verbindung mit Stoffwechselabbauprodukten sowie körperfremden Substanzen (Arzneimittel und Gifte) eingeht und so zur Entgiftung des Organismus beiträgt. Außerdem ist Glukuronsäure in gebundener Form der Baustein von so bedeutsamen Polysacchariden wie Hyaluronsäure (Grundsubstanz des Bindegewebes), Chondroitinsulfat (Grundsubstanz des Knorpels), Mukoitinsulfat (Baustein der Magenschleimhaut und des Glaskörpers im Auge) und Heparin.

Weiters findet sich in der Kombucha Milchsäure und zeigt daher eine starke Hemmwirkung gegenüber einer Reihe von Bakterien, vor allem gegen Darmfäulnisbakterien, welche unterdrückt werden. Die Kombucha hat also auch antibiotische Eigenschaften.

Durch den Genuß des Getränkes findet eine auffallende Belebung des gesamten Drüsensystems des Körpers und eine Förderung des Stoffwechsels statt. Bei Verdauungsproblemen schaffen ein bis zwei Gläser

Kombucha früh nüchtern, mittags und abends nach den Mahlzeiten Abhilfe. Durch die Förderung des Stoffwechsels im Körper wird übermäßiger Fettansatz verhindert oder beseitigt. Es gelangen mit dem Getränk auch Mikroorganismen in den Körper, welche schädliche Ablagerungen wie Harnsäure, Cholesterin u. a. in leicht lösliche Form überführen und so beseitigen. Die Kombucha wird als vorzügliches Vorbeugungsmittel und Therapeutikum gegen Gicht und Rheumatismus, Furunkulose, Arterienverkalkung, hohen Blutdruck, Nervosität, Darmträgheit und Alterserscheinungen empfohlen. Auch für Sporttreibende und geistig angestrengt Arbeitende ist die Kombucha sehr zu empfehlen. Durch die entschlackende Wirkung dieses Getränkes und durch die Vernichtung von schädlichen Mikroorganismen ist die Kombucha ein hilfreiches biologisches »Allroundmittel« bei allen Stoffwechselkrankheiten ohne unerwünschte Nebenerscheinungen.

Von größter Bedeutung beim Kombuchagetränk ist auch der pH-Wert von durchschnittlich 3,0.

Der pH-Wert des Blutes am gesunden wie am kranken Menschen ist äußerst variabel. Jahrzehntelang vermutete man ihn als konstant (und tut es womöglich immer noch?). Im jugendlichen Alter liegt der pH-Wert des Blutes auf der sauren Linie und verlagert sich mit den Jahren zunehmend in Richtung Alkaleszenz (basisch). Der Exitusgrenzwert des Menschen steht bei 8,0 – der in saurer Richtung schwankt und steht bei etwa 6,0. Der generelle Wert sollte jedenfalls 7,5 nicht übersteigen, da für die Genese von Tumoren ein pH-Wert von 7,56 entscheidend wird.

Höpke und Schepelmann berichten aufgrund umfassender Untersuchungen in ihrem Buch: »Beeinflussung des Tumorwachstums durch saure und basische Ernährung«, »(daß) . . . saure Ernährung einen hemmenden Einfluß auf die Tumorentwicklung haben kann«. In vielen Kreisen wird von einer »Übersäuerung des Organismus« (»saurer Regen« u. dgl.) geredet. Es empfiehlt sich die Lektüre von Dr. Emil Scheller's Buch: »Krebsschutz durch Früherkennung und Ursachenbehandlung«,[1] darin er die zwei isomeren Formen von gleicher Zusammensetzung der Milchsäure darlegt:
1. die optisch, aktive, linksdrehende (l-Milchs.)
2. die optisch, aktive, rechtsdrehende (d-Milchs. = Fleischmilchsäure im arbeitenden, ermüdeten Muskel) und
3. ein Gemisch beider:
   die optisch, inaktive, racemische (d-l-Milchs. = Gärungsmilchsäure in der Krebsgeschwulst).

1 erschienen im Humata-Verlag, Harold S. Blume.

12

So führt der Mangel an d-Milchsäure in der Nahrung zu einem Versagen der Zellatmung, zum Zuckerabbau mit Gärung und zur Bildung der d-l-Milchsäure im Gewebe.

Vegetarische Vollkost ist kein ausreichender Schutz, da sie basenüberschüssig ist; milchsäurefreie Nahrung ist eine chronische Mangelnahrung, weil sie den pH-Wert des Blutes in Richtung Alkaleszenz verschiebt. Reichlich milchsaure Nahrung hingegen, manuelles Arbeiten, Muskeltraining, Sauna usw. ermöglichen neben einer Schlackenausscheidung auch die Freiwerdung der Milchsäure und regulieren damit den pH-Wert des Blutes.

Erste Messungen im Venenblut haben ergeben, daß auch Kombucha den pH-Wert in die saure Richtung verschieben kann.

Von älteren Menschen wurde berichtet, daß Kombucha auch eine Verjüngung bewirkt, daß graues Haar wieder nachdunkelte, die Haut straffte und man sich wesentlich vitaler und gesünder fühlt. Weiters kann man sich durch regelmäßigen Genuß des Kombuchagetränkes die Zähne schadlos halten. Es ist ja bekannt, daß der PH-Wert des Speichels vom pH-Wert des Blutes gesteuert wird und sich daher auch auf die Entstehung der Karies auswirken kann.

Dies sollte Grund genug sein, schon bei Kindern das Kombuchagetränk gegenüber den gängigen zuckerreichen Erfrischungsgetränken den Vorzug einzuräumen.

Anleitung zur häuslichen Kombuchabereitung

Es wird in der üblichen Weise ein Tee gekocht – meist zwei Liter. Als Grundrezept gilt: Auf einen Liter Wasser kommen ein Teelöffel schwarzer Tee und 100 bis 125 g Zucker.

> Manche Menschen, die normalen schwarzen Tee gut vertragen, reagieren auf Kombucha eventuell mit Herzklopfen und Nervosität. Es kann dann anstelle des schwarzen Tees auch ein Lebertee, Nerventee, Magen-Darmtee und diverse Kräuterteemischungen verwendet werden. Dabei muß aber beachtet werden, daß diese Teesorten nicht zu reichlich ätherische Öle aufweisen. Bei Verwendung solcher Tees kommen auf ein Liter Wasser aber zwei Teelöffel Tee.

Nach Abkühlung dieses gezuckerten Teeaufgusses auf Handwärme (ca. 36 Grad C.), wird die Flüssigkeit in ein 3-Liter-Glas gegossen und die Pilzflüssigkeit zugesetzt. Obenauf legt man den Pilz. Das Glas wird mit *einer* Mullschicht zum Schutze gegen Staub und Insekten abgedeckt, mit einem Gummiband zugebunden und auf den Schrank gestellt.

Nach dem Ansetzen kann der Pilz zu Boden sinken. Das Glas ruhig stehen lassen. Bleibt der Pilz am Boden liegen, so bildet sich an der Oberfläche ein neuer Pilz.

Die Kombucha braucht zu ihrem Gedeihen: Ruhe, frische Luft und vor allem viel Wärme (ca. 23 Grad C.). Dies wäre die Idealtemperatur. Ein Spielraum von plus/minus fünf Grad bleibt effektlos, jedoch ist eine Temperatur unter 14 und über 30 Grad C. zu vermeiden, denn in ersterem Fall verlangsamt sich die Vergärung drastisch und läßt nur noch die Hefen gut arbeiten, nicht aber die Bakterien des Pilzes. Bei zuviel Wärme, beziehungsweise bei 29 Grad C. und mehr, nimmt die Bakterientätigkeit überhand und der Pilz wird schleimig.

Geraucht soll in diesem Raum nicht werden, da sich dann oft Schimmel bildet, den man zwar mit Essig abwaschen kann. Nach ca. acht bis zehn Tagen, je nach Säuregrad des Getränkes, wird der Pilz abgenommen und die Flüssigkeit abfiltriert, in Flaschen gefüllt und in den Kühlschrank gestellt.

Jeden Tag sollen ein bis zwei Gläser Kombucha früh nüchtern, mittags und abends nach den Mahlzeiten getrunken werden. Es schmeckt ausgezeichnet, leicht säuerlich, prickelnd – fast nach leichtem Moselwein.

Sofort beginnt man mit der Neuansetzung des Getränkes in der oben angeführten Weise. Es sollen von der alten Pilzflüssigkeit (fertiges Kombucha-Getränk) ca. drei Querfinger hoch in das sauber gereinigte Glas eingebracht werden (Ansäuerung). Alter Bodensatz ist immer zu entfernen. Nach öfterem Ansetzen hat der Pilz an Dicke zugenommen. Da immer die oberste Schicht die neueste ist, soll der untere Teil des Pilzes von Zeit zu Zeit entfernt werden.

Es ist bekannt, daß *Paracelsus* alle Heilpflanzen auf diese Weise vergoren hatte und damit seine großen Heilerfolge erzielte. Denn durch diese Vergärung der Heilpflanzen kommt es zu einer Aufschlüsselung sämtlicher Inhaltsstoffe und dadurch zu einer Vervielfachung (Potenzierung) der Wirkung.

Bei sachgemäßer Behandlung, d.h. in der oben beschriebenen Art und Weise, bereitet ein Kombuchapilz ein Leben lang Freude. Schon *Samuel Hahnemann*, der Vater der klassischen Homöopathie, befahl seinen Schülern:

Macht es nach, aber macht es genau nach!

II. Teil
Der Teepilz Kombucha und seine Bedeutung in der Krebs-behandlung

Zunächst sei auf die Arbeiten des deutschen Arztes *Dr. Valentin Köhler* hingewiesen. Er erzielte mit Glukuronsäure, welche u. a. ein In-haltsstoff der Kombucha ist, überraschende Erfolge bei klinisch desola-ten Krebskranken und stellte dabei fest:
- keine neuen Metastasen,
- Stillstand des Gewichtsverlustes, in einigen Fällen sogar Gewichtszu-nahme,
- Besserung des Allgemeinbefindens,
- keine Bettlägerigkeit,
- Zunahme des Interesses an der Umwelt,
- Einschränkung des Analgetika-Verbrauchs, (schmerzlindernde Mittel)
- Abschwächung des Hustenreizes.[1]

An der Universität München wird die Köhler'sche Methode der Bei-mischung von Glukuronsäure in Gießwasser gegen das Baumsterben un-tersucht, nachdem Dr. Köhler damit ebenfalls Erfolge bei Baumschäden erzielen konnte.

Fundierter und nicht nur mit einem Extrakt aus dem Kombuchapilz sind die Forschungsarbeiten des deutschen Arztes *Dr. Sklenar*. Seine Er-fahrungen basieren auf über 30 Jahren praktischer Anwendung. Hat er zunächst die wohltuenden Wirkungen des Kombuchagetränkes an Pa-tienten mit Stoffwechselstörungen festgestellt, so kann er heute auf eine lange Reihe erfolgreicher Behandlungen mit dem Teepilz bei schweren Leiden, bei Präkanzerosen und Krebs zurückblicken. Speziell in der Krebsbehandlung und -prävention hat sich die Kombucha in Kombina-tion mit Colipräparaten als ein äußerst wirkungsvolles Mittel durch ihre entschlackende und antibiotische Eigenschaften erwiesen.[2]

1 Dr. Köhler, Valentin: Glukuronsäure macht Krebspatienten Mut. In: Zeitschrift »Ärztliche Praxis« Nr. 24/1981. S. 887.
2 Dr. med. Sklenar, Rudolf: Krebsdiagnose aus dem Blut und die Behandlung von Krebs und Präkanzerosen mit der Kombucha und Colipräparaten. Hrsg. und Verleger: Rosina Fasching, Klagenfurt 1983.

Unweigerlich drängt sich uns die Frage auf, warum ein biologisches Mittel mit antibiotischen Eigenschaften in der Krebsbekämpfung und - vorbeugung sich gegenüber der Chemotherapie, Chirurgie und Strahlenbehandlung als überlegen erweist. Um die Antwort zu finden, muß in der Geschichte der Medizin weit ausgeholt werden.

Parallel zur offiziellen Schulmedizin, die leider die Theorie von einem Krebsvirus nicht konsequent vertritt, haben voneinander unabhängig forschende Ärzte, Bakteriologen und Mikrobiologen bei Krebs immer wieder parasitäre Mikroorganismen im Gewebe und Blut entdeckt, welche für die Tumorgenese verantwortlich zu machen sind.

Schon 1890 beschrieb der Brite *Russel* Fuchsinkörperchen in den Krebszellen. 1898 brachte *Sanfelice* Blastomyzeten mit der Entstehung des Krebses in Zusammenhang. Ein Jahr später fand *Josef Koch* parasitäre Einschlüsse, die er außerhalb der Krebszellen »Protozoon cancrosum« nannte. 1901 beschrieb *Van Leyden* beim Krebs sogenannte Vogelaugen-Zellen. 1902 vermutete *Borel* ein Virus für die krebserzeugende Wirkung von Parasiten. Ein Jahr darauf entdeckten die Brüder *Otto und Wolfgang Schmidt* Würmchen und Schwärmer beim Krebs. 1904 berichtete *Doyen* von Kokken und Ketten im Geschwulstgewebe. 1914 veröffentlichte der Bakteriologe *Mori* (Neapel) seine Hypothese von der Myzetennatur eines Ultravirus, deren Umwandlung er schon 1910 erstmalig beobachtet hatte. 1920 entdeckte *Enderlein* einen Mikroorganismus, der zum Krebs führen kann und den er »Endobiont« nannte. 1926 erwähnte *Tissot* parasitäre Krebselemente als amoeboide Formen. 1928 sprach *Heidenhain* (Tübingen) von einer histologisch nachweisbaren Mikrobe beim Krebs. 1932 teilte *Von Neergaard* das Vorkommen von Blutparasiten mit. 1932 bezeichnete *Von Brehmer* Krebs als eine Erregerkrankheit und nannte das krebserzeugende Virus »Siphonospora polymorpha«.[1] Im Dezember 1935 erfolgte dann die amtliche Anerkennung der Von Brehmer'schen »Siphonospora polymorpha« als ein neuer Blutparasit durch das Reichsgesundheitsamt und durch eine eigens eingesetzte Kommission anerkannter Kliniker und Bakteriologen.[2] Die Forschungen von Dr. von Brehmer gipfelten in der Feststellung: »Das Krebsvirus ist das invisible Stadium von Mikroformen der ‚Siphonospora polymorpha', welches sich in vitro in die visible Form überführen läßt«. 1932 züchtete *Nebel*

---

1 Neben den Malariaplasmodiellen ist die »Siphonospora polymorpha« der einzige Parasit, der die roten Blutkörperchen befällt, sich in ihnen entwickelt und diese zerstört. Die sekundären Anämien gehen zum Großteil auf sein Konto.

2 Dr. von Brehmer, Wilhelm: Siphonospora polymorpha v. Br. Linck-Verlag Hermann Linck, Haag/Amper 1947.

aus Krebsblut und Gewebe verschiedenartige Gebilde und sprach von einem Virus, den er »Onkomyxa neoformans« nannte. 1933 wies *Dechow* auf eine Aspergillusform als Krebserreger hin und *Gruner und Glower* aus Kanada fanden einen »Cryptomyces pleomorpha« beim Krebs. 1948 veröffentlichte *Franz Gerlach* aus Wien seine Monographie über »Krebs und obligater Pilzparasitismus«. Übrigens berichtete Prof. Gerlach aus Afrika, daß auch bei unzivilisierten Völkern unvorstellbar schwere Krebsformen vorkommen: Krebs ist also nicht eine ausschließliche Zivilisationskrankheit! 1951 trat die Mailänderin *Lea Del Bo Rossi* mit Mikro-Photografien von kleinsten Pilzformen beim Krebs an die Öffentlichkeit. 1955 sprach *Villequez* aus Paris von einem latenten Parasitismus der Blutzellen. 1956 veröffentlichte *Scheller* mikroskopische Befunde im Dunkelfeld »Von Viren, Mitochondrien und vom Krebs«. 1957 sprach *Stanley* (Universität Berkely) über »Die Beziehungen zwischen Viren und Krebs«. 1958 publizierte *Clara Fonti* aus Mailand ihre »Aetiopathogenese des Krebses« und trat beharrlich für eine parasitäre Krebstheorie mit allen Folgerungen ein. *Schilling* gelang es ebenfalls, mit Hilfe der »Siphonospora«-Stäbchen bei Mäusen einen Tumor zu erzeugen. In den frühen siebziger Jahren schrieb Prof. Gerhard Sauer vom Dt. Krebsforschungsinstitut Heidelberg in einem Artikel[1] »Viren als Mittäter, Krebsforschung auf neuen Wegen«, daß ihm und seinen Mitarbeitern in mehrjähriger Forschung der Nachweis gelungen ist, daß Viren an der Entstehung von Karzinomen beteiligt sind. Es handelt sich dabei um Papilloma Virus Typen, die zu den Papova Viren, also den kleinsten Viren gehören. Schließlich wies *Sklenar* mit seinem Blutbild vier Entwicklungsstadien des Blutparasiten in den roten Blutkörperchen bei Präkanzerosen und Krebs nach. 1981 züchtete *Weber* aus Erding/BRD isolierte Krebsprotozoon auf frisch befruchteten Hühnereiern. Weiters präsentierte er mit Hilfe der elektronischen Kamera und des Fernsehschirmes die Mikroparasiten und die mikroparasitären Entwicklungsformen. 1981 machten *Mordes* und *Rossini* an der Universität von Massachussetts in Worcester bei Tierversuchen eine im Organismus zirkulierende Substanz für eine Krebserkrankung verantwortlich. Sie stellten bei tumorfreien Ratten, die durch einen Blutkreislauf mit krebskranken Tieren verbunden in Parabiose lebten, ebenfalls eine Tumorgenese fest.[2] 1984 gelang es den drei Virologen *Bishop*, *Vormus* (San Francisco), *Gallo* (Bethesda/Maryland) und dem Physiker *Rosenberg* (East

---

1 Bild der Wissenschaft, Heft Februar 1973.
2 Mordes, J. P. und Rossini, A. A. In: Zeitschrift »Science« Band 213. S. 565.

Lansing/Michigan) bei Menschenaffen mit dem Virus Krebs auszulösen.1

Diese Liste entbehrt jeder Vollständigkeit; es stießen unzählige andere Krebsforscher auf einen Mikroparasitismus und benannten das Virus so oder so. Was aber alle diese »Entdecker« gemeinsam haben ist, daß sie allesamt ein und denselben Mikroorganismus entdeckten und daß sie nach wie vor von der offiziellen Schulmedizin als Außenseiter abgestempelt werden, denn wenn auch zunehmend mehr Krebsforscher in allen Teilen der Welt Viren beim Krebsgeschehen ausfindig machen, so hat sich die Virustheorie noch nicht durchgesetzt. Ganz zu schweigen davon, daß die angewandte Krebstherapie auf das Vorhandensein eines Virus ausgerichtet wäre. Und deshalb bleiben die Krebssterberaten jedes Jahr erschreckend hoch und die Diagnose »Krebs« kommt nach wie vor einem Todesurteil gleich. Weil: nur eine richtige und rechtzeitige Diagnose auch eine richtige und rechtzeitige Behandlung ermöglicht!

Um aber überhaupt die wesentliche Problematik der Krebskrankheit beziehungsweise die divergierenden Lehrmeinungen unter Medizinern verstehen zu können, muß auf die Forschungsarbeiten von *Prof. Dr. Günther Enderlein* über das Wesen der biologischen Einheitlichkeit näher eingegangen werden.2

1920 entdeckte Enderlein einen Mikroorganismus, der zum Krebs führen kann und nannte diesen »Endobiont«. »Endobiosis« ist die gesamte Cyclogenie, also die Entwicklungsvorgänge des Pilzes »Mucor racemosus Fresen« von Primitivphasen zu Bakterienphasen um schließlich in der Pilzphase zu kulminieren. Mikroorganismen haben also eine biologische Vielgestaltigkeit. Dies nennt man Pleo- oder Polymorphismus. Durch einfache Zucht ist jeder geschickte Sekundaner in der Lage, den Beweis des Pleomorphismus zu erbringen und die Aufstiegsreihe *Primitivphase – Bakterie – Pilz* von ein und demselben Mikroorganismus darzustellen. Die primitivste Entwicklungsform jeder Mikrobe ist das Protit (Urkörnchen). Es ist ein hunderttausendstel Millimeter groß und stellt die Urform des Lebens überhaupt dar – also keineswegs eine Zelle! Ein solches lebendes, nicht assimiliertes Eiweißkolloid vergrößert sich zu einer Symprotitkugel oder Mychit genannt. Dieses wiederum vergrößert sich zum Mych (Urkern) und entwickelt sich zu einem mehrwertigen Kern, dem Symmychon oder Cystit genannt. Teilen sich seine Kerne, entsteht das Thecit und stellt bereits die Urform der Bakterienzelle dar. Es ist bei einer mikroskopischen Vergrößerung von 20.000:1 sicht-

1 Siehe: Zeitschrift »Ärztliche Praxis« vom 8. 9. 1984. S. 1980.

2 Prof. Dr. Enderlein, Günther: Akmon. Band I, Heft 1 und 2. Ibica-Verlag 1955 und 1957. Aumühle/Hamburg und Band I, Heft 3, Akmon-Verlag 1959. Aumühle/Hamburg.

bar. Die Fortpflanzung der Bakterien kann durch einfache Teilung sowie auf geschlechtlichem Wege erfolgen.

Die Cyclogenie der Bakterien ist der auf eine meist ungeheuer große Zahl von Generationen verteilte Kreislauf der morphologischen Entwicklung von der morphologischen Einheit (Mychit) bis zum morphologischen Höhepunkt (Kulmination) und wieder zur morphologischen Einheit (Mychit). Der chronische Entwicklungskomplex der »Endobiosis« tritt in der Gesamtheit der Säugetiere, einschließlich Mensch, in Erscheinung.

Die Kulminante der endobiontischen Cyclogenie, also der Entwicklungshöhepunkt des Parasiten, liegt im Pilzstadium. Alle Stadien davor und selbst die ersten Stufen im Pilzstadium sind für den Menschen nicht gefährlich, aber bei fortschreitender Entwicklung lassen sich eindeutig katastrophale Folgen wie Krebs diagnostizieren. Alle chronischen Krankheiten und daher auch Krebs sind keine Infektionskrankheiten im herkömmlichen Sinne weil sich eine Infektion nämlich erübrigt. Jede Zelle und damit auch jede Sperma- und Eizelle, alle Organe und Gewebe sind von den mikroskopisch invisiblen beziehungsweise schwer sichtbaren Primitivphasen des »Endobiont« befallen.

Der »Endobiont« ist im weitesten Maße derjenige feindliche Mikroorganismus, der die allergrößten Widerstände gegen Einwirkungen aller Art von außen her aufweist. Er verträgt – allerdings nur im Trockenzustand – *eine Erhitzung auf 310 Grad C. . . .*

> *Prof. Dr. Zettner:* »Trockeneiweiß vermag eine Temperatur von 310 Grad C. ohne Verlust des Lebens und der Keimfähigkeit zu ertragen . . .«[1]

Eine amerikanische unterseeische Forschungsexpedition ortete 1985 im Pazifik rund 500 km westlich von Seattle eine 2.400 m tiefe Quelle vulkanischen Ursprungs. Trotz einer Wassertemperatur von 400 Grad Celsius entdeckte man lebende Organismen wie Röhrenwürmer, Riesenmuscheln und Bakterien.

. . . ebenso jeden Kältegrad; ist durch keines der chemotherapeutischen Mittel oder Strahlentherapie angreifbar, da seine Widerstandskraft die des menschlichen Körpers um ein Vielfaches übertrifft und – wurde von *Budde-Grawitz* (Argentinien) aus 10.000 Jahre alten ägyptischen Mumien wieder ins Leben zurückgerufen. Auch A. Cockburn aus Detroit und einem Forscherteam gelang es, intakte Proteine an der Mumie »PUM II«

---

1 Die genetische Bedeutung dieser seltsamen Eigenschaften des lebenden kolloidalen Eiweißes liegt in einer Einstellung auf rein biologische Verhältnisse und Einstellung bei der Genese unserer Erde.

aus der ptolemäischen Epoche festzustellen. Und selbst Enderlein glückte die Zucht der massenhaften hellbraunen Sporen von »Mucor racemosus Fresen« in den uralten Sarkophagen in den Katakomben bei Rom. Denn: Auch die Eiweiße des Menschen werden nach dem Tode vom »Endobionten« absorbiert und allmählich gänzlich zu Sporen von »Mucor racemosus Fresen« umgesetzt.

Das Ergebnis ist, auf keinem Wege ist dieser Parasit mit den herkömmlichen Therapiemethoden besiegt worden! Aber:

Es ist eine Selbstverständlichkeit in der Biologie, ja eine Binsenwahrheit, daß niedere Bakterien mit Alkalitätsbedürfnissen und Pilzformen aller Art mit Säurebedürfnissen – auf einer Agarplatte vereinigt – sich in ihrer Entwicklung schädigen und gegenseitig im Wachstum ausschließen! Mit anderen Worten: Den cyclogenetischen Aufstieg des Mikroorganismus kann man durch Säureanreicherung des Nährmediums nicht erzwingen bzw. man kann ihn stoppen (pH-Wert des Blutes; Säure-Basen-Haushalt des menschlichen Körpers).

Durch seine ausführlichen und experimentell begründeten Forschungsarbeiten kommt *Enderlein* folgerichtig zum Schluß, daß die Antwort auf das Krebsrätsel nur von Biologen gegeben werden kann, weil

Lebendiges nur in lebendiger Weise bekämpft werden kann!

Wie *Sklenar* in seiner jahrzehntelangen Tätigkeit als praktischer Arzt beobachtete, geht jeder chronischen Krankheit wie auch bei Krebs, eine Allgemeinerkrankung des Organismus voraus, die hauptsächlich aus einer gestörten Stoffwechselfunktion resultiert. Eine dadurch beginnende und fortschreitende Verschlackung im Körper bildet dann auch das Milieu, in dem sich der Erreger entwickeln kann – aber nicht muß! So verwundert die allgemein anerkannte Tatsache auch nicht, daß »kein Krebskranker einen gesunden Darm aufweist!«

Mit der Verdauungsfrage ist auch ein »Angelpunkt« in der Frage nach Gesundheit oder Krankheit angesprochen. In der Komplexität des Stoffwechsels liegt auch das wesentliche Moment der körperlichen Verfassung. Wenn sich nun diverse Abführmittelhersteller eines wahren Lehrsatzes der Naturheilkunde wie z. B. »Der Tod sitzt im Darm!« bedienen, so haben sie einerseits völlig recht, aber andererseits gehen ihre Abführtees und anderes »Abführende« an einer wirklichen Behebung des Symptoms vorbei. Denn nicht das Symptom, sondern die Ursache der Verdauungsstörung muß behoben werden. Das alternative Umsteigen auf frugale und Naturkost ist deshalb unzureichend, weil nicht nur unsere verfälschten Nahrungsmittel, sondern auch die medizinische Therapie mit Antibiotika und Strahlen eine Schädigung bis totalen Eliminierung der physiologischen Dickdarmflora verursachen. Wer kann schon von sich sagen, noch nie ein Chemiepulverl oder Penicillin verabreicht bekommen zu haben? Der Eingriff von antibiotischen Mitteln auf das Darmbakterium ist in seiner negativen Wirkung unabhängig von Art und Dosis und es ist der Pharmakologie bislang noch nicht gelungen, ein Mittel zu erforschen, daß zwar auf krankmachende Bakterien wirkt, die physiologisch notwendigen Bakterien jedoch verschont.

Die physiologischen Bakterienstämme (Escherichia coli) sind nämlich keine »Erreger«, sondern überaus wichtige Mitarbeiter für den Stoffwechsel und die Abwehrvorgänge (Immunsystem). Die Krebskrankheit läßt sich über das Darmbakterium beeinflussen. Leider wird auch von Ärzten – nachdem sie Antibiotika verabreicht haben – meist verabsäumt, den Schaden an der Darmflora mittels Colipräparaten wieder zu beheben.

Da eine physiologisch hochwertige Darmflora – besonders das Darmbakterium »Escherichia coli« – für die Gesundheit des menschlichen Körpers die Rangstellung eines Organes einnimmt, will ich auf deren Arbeitsleistungen und Aufgaben näher eingehen:

- Die Substanzen der Vitamin-B-Gruppe brauchen vielfach mit der Nahrung nicht zugeführt werden, da sie in beträchtlichem Umfang von den Darmbakterien gebildet und dem Organismus so in ausreichendem Maße zur Verfügung gestellt werden.
- Die Vitaminsynthese (Verwertung und Resorption) erfolgt beim Menschen hauptsächlich durch das Darmbakterium im Dickdarm.
- Die fermentative Aufspaltung nicht - oder schwerverdaulicher Kohlenhydrate (Stärke, Pektine, Zellulose der pflanzlichen Zellwände) und Eiweiße, insbesondere der in Pflanzenzellen eingeschlossenen Proteine; diese Funktion der Kolibakterien ist für Pflanzenfresser lebensnotwendig.
- Die antagonistische Überwucherung von pathogenen Bakterien: So bilden Kolibakterien antibiotisch wirksame, proteinartige »Kolizine«.
- Die Reduktion von Bilirubin in Urobilin durch die Darmbakterien fällt bei geschädigter Darmflora aus, der Stuhl enthält also nur Bilirubin.
- Die Bakterien des Darmes leben in einer immunbiologisch ausgeglichenen Symbiose, d. h. es besteht ein immunbiologisches Wechselspiel

zwischen Organismus und Darmflora. In der Darmschleimhaut kommt in der auf ihr vegetierenden Bakterienflora ein wechselseitiger Stoffaustausch zustande. Eine Störung dieser Bakterienstämme hat die verschiedensten Krankheiten zur Folge.

- Bei einer bereits leicht angegriffenen Darmflora (noch nicht pathologisch, aber schon unphysiologisch) kommt es zu schweren Störungen im chemischen und biologischen Gleichgewicht im Körper, sowie zu Dehydration und Verschiebungen im Elektrolythaushalt und sie kann sogar die Unterbindung der Antikörperbildung gegen verschiedene Erreger und deren Stoffwechselprodukte bedeuten.

- Physiologischerweise wird das Vitamin K1 von Darmbakterien gebildet, das zur Prothrombinsynthese in den Lebermitochondrien notwendig ist. Eine Störung der Vitamin-K-Synthese führt sekundär zur Blutgerinnungshemmung.

- Das anti-karzinomatöse Vitamin K2 konnte bisher nur in Colibakterien nachgewiesen werden. Bei diesem Darmbakterium (Escherichia coli) fand man zwei Asparaginasen-Sorten: Das eine Enzym war völlig krebsunwirksam, das andere hingegen ein Haupttreffer. Es weist die stärkste bisher beobachtete tumorhemmende Aktivität auf. Die heute in der Krebsforschung verwendete Asparaginase stammt denn auch aus diesen Colibakterien.

- Gesunde Darmbakterien bauen allerlei Gifte ab, welche etwa die Leber nicht mehr bewältigen kann. So stehen Leber und Darm in ständigem Austausch.

- 70 bis 80 Prozent aller Abwehrzellen (Immunorgane) liegen in der Darmwand. Um ihre Abwehrleistungen gegen Erreger erbringen zu können, benötigen sie den Kontakt zu einem gesunden Darmbakterium.

Die Bekämpfung der Krebskrankheit und unzählig anderen stoffwechselbedingten Krankheiten liegt daher auch in der Sanierung der Darmbakterienflora.

Prof. Dr. Nissle hat als einer der ersten die vielfältigsten Folgekrankheiten beschrieben, die von einer sogenannten Dysbakterie der Dickdarmflora ausgehen und entwickelte ein hervorragendes Colipräparat[1] zur Sanierung der unphysiologischen bzw. pathologischen Darmflora. Unter

1 »Mutaflor« (Mutation der Darmflora) nach Prof. Dr. Nissle ist ein Produkt der Ardeypharm Heilmittelgesellschaft mbH, Herdecke, BRD.

Dysbakterie verstehen wir die Entartung der Darmflora, wodurch es in der Folge zu körperlichen Störungen mannigfacher Art kommt. Die Toxine (Gifte), welche von entarteten Darmbakterien ausgehen, verursachen Verdauungsstörungen, Erkrankungen im Leber-Galle-Bereich, Migräne, üblen Mundgeruch, rheumatische Krankheiten, Asthma, Multiple Sklerose, Ekzeme und die Krebskrankheit, um nur die wichtigsten zu nennen.

III. Teil

Die Irisdiagnostik

Unter einem Berg von Fanatismus, Schwachsinn und Mystizismus einerseits, und einer unbegründeten Aversion andererseits, liegt die simple Wahrheit der Irisdiagnostik begraben. Schon 1000 v. Chr. war den Menschen aufgefallen, daß alles, was auf den menschlichen Organismus einwirkt, auf das Auge nicht ohne Einwirkung bleibt. Und zwar sieht der geschulte Irisdiagnostiker in den Iriden mittels einer Lupe verschiedene Zeichen und Erscheinungsbilder, die mit Organerkrankungen parallel einhergehen.

Die Irisdiagnostik beherrschen heißt Mosaiksteine sammeln, wobei es nicht allein darauf ankommt, zu sehen, sondern zu ersehen. Die Schwierigkeit liegt insbesondere darin, Zusammenhänge zu erkennen um sich die natürlichen Abläufe im Körper erklären zu können. Wenn die Iridologie auch ein Thema ist, dessen theoretische Grundlagen unklar und mystisch sind, so haben umfassende Untersuchungen in der Art von Gegenüberstellungen diagnostischer Ergebnisse von Klinikern mit denen von Augendiagnostikern dennoch eindeutig und zweifelsfrei ergeben, daß zwischen Iriszeichen und erkrankten Organen Zusammenhänge bestehen. Der Augendiagnostiker kann jedoch nur die Erkrankung eines Organes lokalisieren, nicht aber die Art dieser Erkrankung bestimmen. Auch bei akuten Organerkrankungen wird die Irisdiagnostik versagen müssen, jedoch fehlen Iriszeichen äußerst selten bei chronischen Leiden. Das heißt also, durch die Irisdiagnostik läßt sich früh ein schleichender Krankheitsverlauf diagnostizieren oder besser: prognostizieren, der Jahre, ja erst Jahrzehnte später, als Stoffwechselkrankheit zum Ausbruch kommt.

Dem hippokratischen Arzt der europäischen Antike, wie auch später Paracelsus, wurde vorgeworfen, nicht *dia*gnostisch sondern *pro*gnostisch vorgegangen zu sein, weil sie sich mit ihren Methoden vom Unheilbaren strikt fernhielten. Das heißt, sie ließen eine Krankheit nicht erst ein unheilvolles Entwicklungsstadium erreichen, sondern waren bemüht, rechtzeitig zu erkennen, *was schlecht ausgehen würde.*

Auch mit der Irisdiagnostik ist eine prognostische Früherkennung möglich. Man erkennt eine Krankheit bereits vor ihrem Beschwerdestadium – in ihrer Initialphase – und kann sie deshalb wesentlich einfacher, leichter und milder behandeln, als später im ausgereiften Beschwerdestadium.

Dr. Sklenar fand in der Irisdiagnostik wertvolle Anhaltspunkte um schleichende Krankheitsprozesse frühest zu erkennen. Er beobachtete, daß die Veränderungen im Bereich der Iris in erster Linie die Iriskrause betreffen, die auf den Zustand des Darmes (Dickdarm) hinweist. Bei Patienten mit Herderkrankungen, Stoffwechselstörungen und bei Krebsbelasteten, zeigt die Iris eine Pigmentation in Form brauner bis schwarzer Ablagerungen. Oft sieht man breite Pigmentkränze rings um die Krause oder auch zigarrenartige Gebilde (Torpedos), die von winzigen, mikroskopischen Körnerpigmenten umgeben sind. Jahrelange Untersuchungen machten Dr. Sklenar klar, daß diese Pigmentationen den Schluß auf eine generelle Erkrankung des Körpers zulassen. Die Ursache hiefür liegt im Vorhandensein von Krankheitsherden. Die Parallelität zwischen den krankhaften Veränderungen in der Iris und in Dr. Sklenars Blutbild war bei seinen Untersuchungen immer gegeben.

Dennoch, so ganz ohne Beachtung bleibt die Irisdiagnostik auch bei anderen Ärzten nicht. *Dr.-Ing. Dr. med. V. Miszalok* von der Augenklinik der Freien Universität Berlin erarbeitete unter Mitwirkung von *Dr. Th. Seiler* und *Prof. Dr. J. Wollensak* und mit Hilfe einer präzisen Spezialkamera eine Diagnosemethode zur Früherkennung von verborgenen Krankheiten. Die Fotos des Augenhintergrundes verraten sofort bis dahin nicht erkannte, schwere Krankheiten wie z. B. Gehirntumor, zu hohen Blutdruck, Arteriosklerose und die Zuckerkrankheit. Vor allem die Arterienverkalkung läßt sich auf diese Weise so früh erkennen, daß Risiken wie Herzinfarkt, Schlaganfall und Raucherbein frühzeitig erkannt und behandelt werden können.

Keine optisch zugängliche Stelle des menschlichen Organismus ist so aussagekräftig wie der Augenhintergrund (Fundus). Er weist bei einem »gesunden« Menschen eine immer gleichbleibende Struktur auf. Aber jede kleine Veränderung bedeutet ein Signal oder Alarmzeichen. Andere Tests und Diagnoseverfahren sind zu diesem Zeitpunkt oft noch negativ. Es müßte z. B. nur routinemäßig jährlich ein solches »Augen-Foto« angefertigt, mit dem des Vorjahres verglichen werden und so die körperliche

Verfassung des Menschen indiziert werden. *Dr. Miszalok* ist optimistisch: »In zehn Jahren wird jede Vorsorgeuntersuchung erst einmal mit der Untersuchung des Augenhintergrundes beginnen«.

Was aber schon heute ohne Spezialkamera jemand in seinem Auge irrtümlich vielleicht als »persönliche Note« – ähnlich seinem einzigartigen Fingerabdruck – interpretiert, ist nichts anderes als ein Zeichen einer Herderkrankung, Stoffwechselstörung oder auch Verletzung.

Grundbedingung für Verständnis und Beherrschung der Irisdiagnostik ist freilich eine ganzheitlich denkende Ausrichtung über den menschlichen Organismus und seinen Krankheiten.

IV. Teil
Blutbild nach Dr. Sklenar

Dr. Sklenar gelang es, im gefärbten Blutausstrich Erreger nachzuweisen, die für das Krebsgeschehen verantwortlich sind. Mit seiner relativ einfachen und schnellen Blutfärbemethode lassen sich Präkanzerosen (Tumorvorstadien) und Krebs eindeutig und frühzeitig diagnostizieren. Nach jahrelangen Untersuchungen konnte er die vier visiblen Stadien des Erregers in seinem Pilzstadium ausfindig machen.

Der Blutparasit befällt die roten Blutkörperchen (Erythrozyten), entwickelt sich in ihnen und zerstört diese. Anfangs sieht man nur vereinzelte Sporen und nur eine leichte Schädigung der Erythrozyten. Bei Präkanzerosen sind schon Jahre vor Auftreten eines Tumors Granula (Stadium I) und Stechapfelformen (Stadium II) zu sehen. Im Laufe der Erkrankung kommt es zu einer deutlichen Zunahme der Stechapfelformen und schließlich zur Bläschenbildung (Stadium III).

Bei fortschreitenden Tumoren sind die Erythrozyten innen wie ausgefressen und letztlich zeigen sich nur noch Ringformen (Stadium IV). Auch das Vorhandensein von Megalozyten bedeutet ein malignes Stadium.

Weiters fühlen sich Patienten in Präkanzerose-Stadien krank und konsultieren Fachärzte und Kliniken, welche keine krankhaften Befunde erheben. Es hat sich gezeigt, daß schon in diesen Tumorvorstadien Iris und Blutbild stark positiv sind und dieselben Veränderungen aufweisen wie bei diagnostizierten Krebsfällen (Tumoren). Die gleiche Therapie ist hier erfolgreich.

Alle Stadien des Sklenar'schen Blutbildes müssen intensiv mit Kombuchagetränk, Kombucha-D1-Tropfen, Colipräparaten und einem Mittel zur Sauerstoffanreicherung im Gewebe (gelum oral rd) behandelt werden. Dies auch deshalb, weil wie *Dr. v. Brehmer* feststellen konnte, seelische Erschütterungen wie Depressionen, Schock, Kummer, Sorgen, Angst usw. den pH-Wert des Blutes (das Milieu) basisch beeinflussen und somit dem Erreger in seiner Entwicklung förderlich sind.

Nach ca. vier bis sechs Monaten (im Durchschnitt) kommt es durch diese oben angeführte Therapie zur Normalisierung des Blutbildes, zum Schwinden der Ablagerungen in den Iriden und zum Wohlbefinden des Patienten.

Blutfärbung nach Dr. Sklenar

1. Blutausstrich gut lufttrocknen (mind. ½ Std.)
2. Fixieren: 3 Minuten mit reinem Alkohol
3. Lufttrocknen (mind. 10 Minuten)
4. Blaufärbung: 2 Minuten
5. Abspülen mit Aqu. bidest.
6. Rotfärbung: 3 Minuten
7. Abspülen mit Aqu. bidest.
8. Lufttrocknen

Untersucht wird mit Ölimmersion im Hellfeld. Betrachtet wird das Blut nur an gut gefärbten Stellen und nur dort, wo die Erys einzeln zu sehen sind.

Auch neue Objektträger sind zuvor zu reinigen!

Schlußwort

In den Forschungsergebnissen von *Enderlein* vor über 60 Jahren liegt bereits die Antwort, daß nur biologische Mittel – wie auch der Kombuchapilz eines ist – als wirksames Therapeutikum bei Krebs zur Anwendung kommen muß. Dem Krebsvirus »Endobiont«, »Siphonospora polymorpha« oder wie es sonst noch benannt wurde, ist nur beizukommen, wenn ihm der Nährboden – das Milieu – entzogen wird. Schon *Pasteur* wußte:

»Die Mikrobe ist nichts, das Terrain (Milieu) ist alles!«

Und hervorragende Naturheiler wie ein *Louis Kühne* sagten: »Eine akute Krankheit ist nicht denkbar, wenn ihr nicht eine Belastung des Körpers mit Fremdstoffen vorausgegangen ist«. So ist der wichtigste Grundsatz jeder naturgemäßen Behandlung die Entgiftung und Entschlackung des Organismus zur Wiederherstellung eines gesunden Milieus mit großer Abwehrkraft!

Der Kombuchapilz ist ein Sprossenpilz mit Säurebedürfnissen und schließt aus, bzw. behindert die niedere Mikrobe »Endobiont« mit Alkalitätsbedürfnissen in ihrer Entwicklung, sodaß sie für den Menschen ungefährlich wird bzw. bleibt. Die Behandlung von Krebs, also seiner Vorstadien wie auch des Tumorstadiums, liegt in einer einfachen Formel:

Pilz gegen Pilz!

Selbstverständlich sind diesbezüglich noch umfangreiche Forschungen anzustellen, aber die Behandlungsmethode nach Sklenar bei Stoffwechselkrankheiten und Krebs mit dem altbewährten Naturheilmittel »Kombucha« und mit Colipräparaten zeigt uns einen hilfreichen Weg. Bislang gibt ihm der Erfolg recht! Vielleicht gelingt es Mikrobiologen und Pharmakologen, die Inhaltsstoffe der Kombucha mit ihren bakteriellen Stoffwechselprodukten zur Gewinnung eines Serums zu isolieren, um die Menschheit mittels Impfung von ihrer schrecklichen Geißel zu befreien.

Solange das Wissen um die Existenz eines Krebsvirus aber nur von wenigen Medizinern geteilt wird und sich demzufolge die Krebserregertheorie nicht in der Behandlung manifestiert, entzieht sich uns die endgültige Lösung der Krebsfrage.

So bedeutet der kleinste Knoten in der Brust bereits ein Geschwulst und ist schon kein Krebsvorstadium mehr. Von Früherkennung kann hier nicht mehr die Rede sein. Also erst wenn das »Malheur in Zentimetern« da ist, wird die richtige Diagnose gestellt und die Behandlung mit Chemotherapie und Strahlen oder mittels chirurgischen Eingriffes vorgenommen. Eine Krebsbekämpfung in diesem Stadium ist aber, wie die Erfahrung uns lehrt, aus mehreren Gründen unbefriedigend:

- Beim chirurgischen Eingriff werden zwar streuende Herde und wuchernde Gewächse entfernt, die Metastasen hingegen bleiben unbeschadet. Bei Operationen werden noch dazu Unmengen von giftigen Substanzen aus dem Tumorgewebe freigesetzt, die der Körper unmöglich neutralisieren kann und daran er eventuell zugrundeght.
- Auch die Strahlentherapie konnte nicht die in sie gesetzten Hoffnungen erfüllen. Wie schon beim chirurgischen Eingriff hinterläßt auch die Strahlentherapie Verletzungen bzw. Verbrennungen am gesunden Gewebe. Dies verursacht weitere Schwachstellen im Körper. Darüber hinaus ist festzuhalten, daß einem Virus, das die weit größere Widerstandskraft aufweist als der menschliche Körper, auch mit raffinierten neotechnologischen Werkzeugen nicht beizukommen ist.
- Schließlich hat sich bislang auch kein einziges chemotherapeutisches Mittel bei Krebs als wirksam erwiesen. Im Gegenteil, die zusätzliche Anhäufung von Chemieschutt im Körper schwächt dessen eigene Abwehrkraft noch mehr. Nachdem auch die Euphorie um das »Krebswunderheilmittel Interferon« wieder verblasst ist, bleibt nur die interessante Frage, warum Interferon als »Mittel gegen Viren« gepriesen wurde? Auf welchen Überlegungen bzw. Forschungsergebnissen stützt sich die Annahme, daß ein »Mittel gegen Viren« bei Krebs den Durchbruch bringen wird?

Abschließend eine Bemerkung zur Frage, warum ein Organ häufiger als ein anderes von Krebs befallen wird: Stets wird sich die Krankheit an der schwächsten Stelle des Organismus zeigen. Ebenso wie eine Kette nur so stark ist wie das schwächste Glied derselben, wird der menschliche Organismus nur so gesund sein, wie das schwächste Organ desselben.

Und als Ausblick möchte ich noch auf die AIDS-Krankheit eingehen. Wie *Dr. Sklenar* schon in seinem Vorwort äußerte, sind die entdeckten Viren von Gallo, Montagnier, V. Brehmer, Scheller, Enderlein, Sklenar

u. a. ident. AIDS konnte als Krankheit entschlüsselt werden, zwischen deren Infektion und dem Ausbruch Jahre vergehen können. Das Leiden beginnt mit Abgeschlagenheit, Fieber, Durchfällen, Gewichtsverlust und später zeigen sich schwere Organfunktionsstörungen. Alle AIDS-Kranken weisen einen eigenartigen Immundefekt auf. Die Symptome der AIDS-Krankheit sind also ebenfalls weitgehend ident mit den Symptomen der Krebskrankheit.

Dr. Luc Montagnier vom Institut Pasteur in Paris fand den »Lymphademopathie-Virus« (LAV) und niemand zweifelt mehr, daß es sich dabei um den AIDS-Erreger handelt. Etwas später isolierte *Dr. Robert C. Gallo* vom amerikanischen Krebsinstitut in Bethesda/Maryland das »Human-T-Lymphodropic-Virus« (HTLV) und niemand zweifelt mehr, daß diese beiden Erreger ident sind. Hier AIDS, dort Krebs – mit dem selben Erreger!

Wenn nach bisheriger Kenntnis AIDS-Kranke kein Blut spenden sollen, warum sollten dies dann Krebskranke tun? Spenderblut müßte in jedem Fall! genauest auf das Entwicklungsstadium des Blutparasiten hin untersucht werden.

P.S.: Für alle weiteren Auskünfte, Kritik und Anregungen

    schreiben Sie bitte an:
    Rosina Fasching
    Postfach 98
    A-9021 Klagenfurt

Bezugsquelle für Kombuchaprodukte nach Dr. med. Sklenar:

    Dr. med. Sklenar Bio-Produkte GmbH.
    Bochumer Straße 100
    D-4270 Dorsten
    Tel. (02362) 26290

Exklusiv-Verkauf in der Schweiz ausschließlich über die Generalvertretung:

    Schweizerische Kombucha-Vertriebs-Zentrale
    Postfach 135
    CH-8600 Dübendorf-Zürich

    Bestellungen können nur schriftlich entgegengenommen werden.
    Für telefonische Auskünfte: 01 55 69 71

Anhang

Aetiopathogenese	– Ursache der Krankheitsentstehung
Alkalität (Basizität)	– Basengehalt einer Lösung
amoeboid	– wechselhaft, umwandelnd
Antibiotika	– Sammelbegriff für Stoffe, die das Wachstum und die Vermehrung von Bakterien hemmen oder abtöten. Die wichtigsten Antibiotika werden aus Pilzkulturen gewonnen (Penicillin, Streptomycin, Neomycin).
Arteriosklerose	– krankhafte Veränderung der Arterien, Arterienverkalkung
Bilirubin	– roter Gallenfarbstoff
biologisch	– die Lebewesen betreffend
Chemotherapie	– Behandlung von Infektionskrankheiten mit chemischen Substanzen, die auf Erreger wachstumshemmend wirken oder sie abtöten, z. B. Antibiotika und Sulfonamide
chronisch	– langsam verlaufend. Ggs.: akut.
Dehydration	– Wasserstoffentzug
desolat	– vereinsamt, trostlos, traurig
divergierend	– abweichend, auseinandergehend. Ggs.: konvergierend
Elektrolythaushalt	– Bezeichnung für Aufnahme, Wirkung und Ausscheidung von Elektrolyten, wobei Natrium, Kalium, Kalzium und Magnesium am wichtigsten sind.
Eliminierung	– Beseitigung, hier: Abtötung.

Erythrozyten	- rote Blutkörperchen
Furunkulose	- schmerzhafte, eitrige Entzündung der Talgdrüsen am ganzen Körper
Gastritis	- Magenkatarrh, Entzündung des Magens insbes. der Magenschleimhaut.
Genese	- Entstehung, Entwicklung (einer Krankheit).
Homöopathie	- Heilverfahren, bei dem ein Heilmittel in stark verdünnter Form verabreicht wird, das beim Gesunden die gleichen Symptome hervorrufen würde, wie sie beim Kranken schon besteht. Ggs.: Allopathie.
immunisieren	- durch Impfung unempfänglich machen.
Immunsystem	- Abwehrsystem des Körpers gegenüber Krankheitserregern, wobei bes. die Antikörperbildung ausschlaggebend ist.
invisibel	- unsichtbar, schwer sichtbar. Ggs.: visibel
in vitro (lat.: »im Glas«)	- im Reagenzglas, im Labor durchgeführt (Versuch)
karzinomatös	- krebserzeugend, -erregend.
latent	- verborgen, vorhanden, aber nicht in Erscheinung tretend.
malign	- bösartig.
Megalozyten	- entartete, übergroß gewucherte rote Blutkörperchen
Metastase	- Absiedelung, Verschleppung. Auftreten von Tochtergeschwulsten an anderen Körperstellen.
Mikroorganismus	- Kleinstlebewesen, Mikrobe
Mitochondrien	- für den Energiehaushalt der Zelle wichtige Protoplasmateile
morphologisch	- die Form und Gestalt betreffend
obligat	- verbindlich, verpflichtend
Parabiose	- Zusammenleben zweier miteinander verwachsener Lebewesen, z. B. siamesischer Zwilling

Parasit	- Lebewesen, das auf Kosten anderer Organismen lebt, z. B. Bakterien, Viren, Pilze und Würmer.
Pharmakologie	- Wissenschaft von den Arzneimitteln
pathologisch	- krankhaft, krankmachend
physiologisch	- den Lebensvorgängen normal verlaufend
pH-Wert	- Wasserstoffionenkonzentrationswert
Präkanzerose	- Krebsvorstadium, Krankheit, die ev. zu Krebs führen kann, z. B. ein Magengeschwür zu Magenkrebs.
Prävention	- Vorbeugung, Verhütung
Prophylaxe	- vorbeugende Maßnahmen gegen Krankheiten
Prothrombinsynthese	- Aufbau der zur Blutgerinnung bewirkende Enzyme
Protozoon	- Einzeller
Resorption	- Aufnahme flüssiger oder fester Stoffe in sehr feiner Zerkleinerung in die Gewebssäfte, vor allem ins Blut.
Sanierung	- die Gesundheit wiederherstellen.
Stoffwechsel	- Zufuhr und Aufnahme von Nährstoffen und Sauerstoff, und Abbau und Ausscheidung von körperfremden und Giftstoffen.
Symbiose	- Zusammenleben verschiedenartiger Organismen zu gegenseitigem Nutzen.
Symptom	- Krankheitszeichen, z. B. Fieber
Therapeutikum	- Heilmittel
Therapie	- Behandlung
Urobilin	- Gallenfarbstoff im Harn, vermehrter Gehalt von Urobilin im Harn ist ein wichtiger Hinweis auf bestimmte Erkrankungen, z. B. der Leber und Galle.
Virus (Mz. Viren)	- kleinster Krankheitserreger.

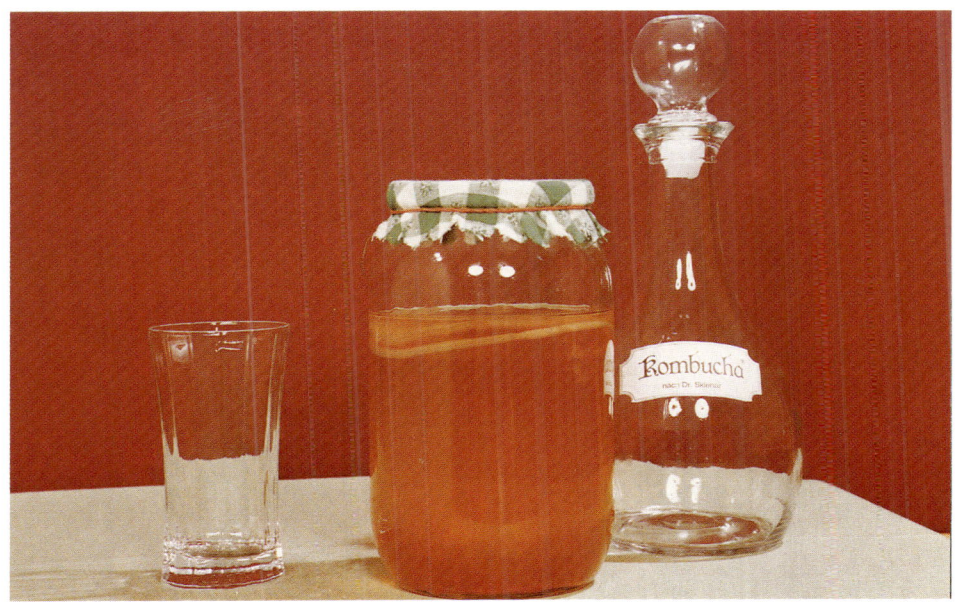

Nach ca. sechs bis zehn Tagen – je nach gewünschtem Säuregrad des Getränkes – wird der Pilz abgenommen, die Flüssigkeit abfiltriert . . .

Foto:studio Fuchs

. . . und jeden Tag sollen ein bis zwei Gläser Kombucha früh nüchtern, mittags und abends nach den Mahlzeiten getrunken werden.

Fotostudio Fuchs

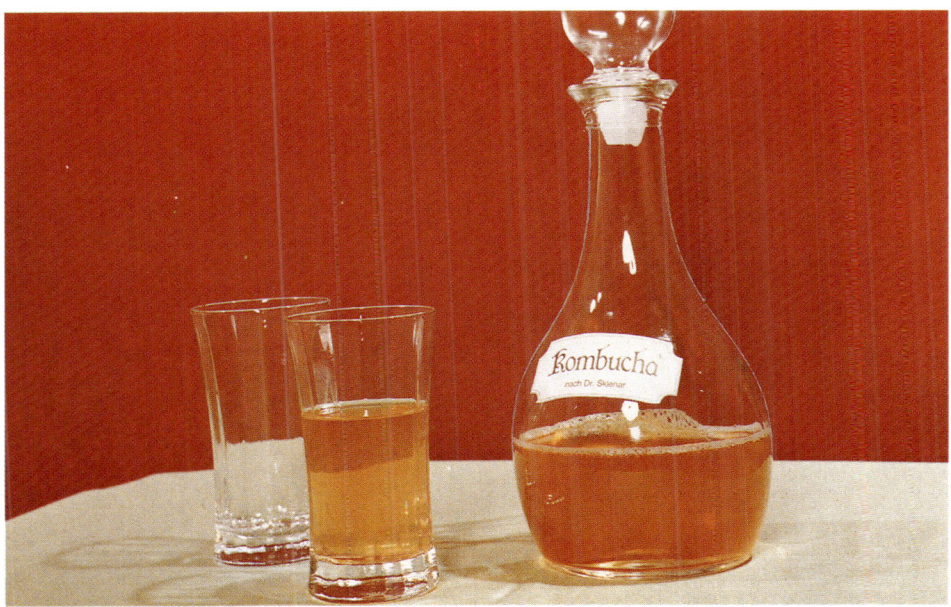

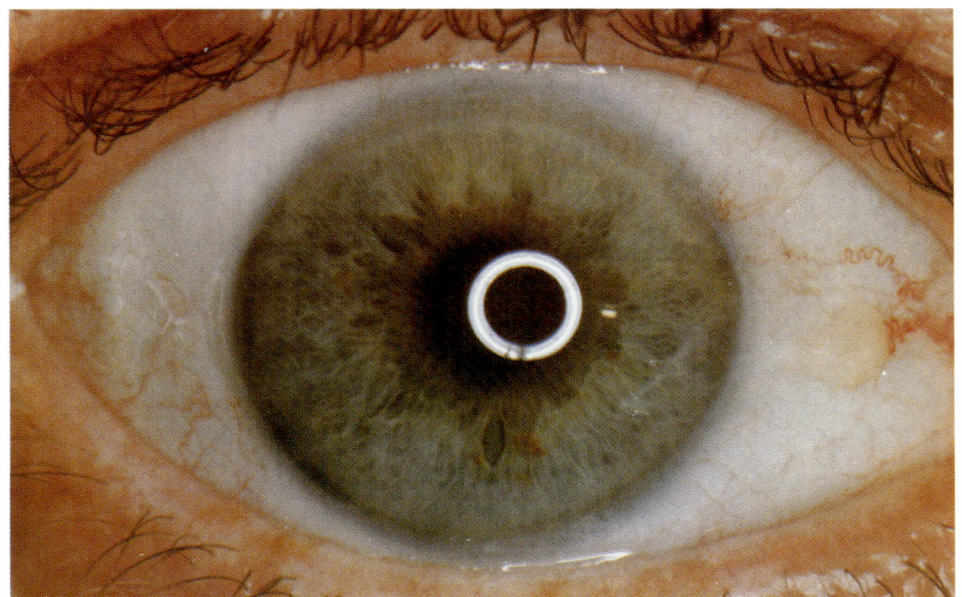

Beispiel 1: *(rechte Iris) — Rund um die Iriskrause (Darmgebiet) zeigt sich ein zerklüftetes Relief und läßt auf viele Stoffwechselstörungen schließen. Bei »6« im Uhrzeigersinne ist ein rhomboider Defekt mit einem braunen makroskopischen Pigmentfleck zu sehen. D. h., daß sich hier im Bereich Fuß, Knie, Bein bzw. Niere (Ren) noch entzündliche Veränderungen abspielen.*

Beispiel 2: *(linke Iris) — Auch hier zeigen sich gravierende Stoffwechselstörungen (Ablagerung von Cholesterin und Harnsäure). Auffallend sind Cholesterinpigmente an den Darmrändern. Eine große, dunkle Lakune (Substanzveränderung) in der rechten Hälfte bei »3« im Uhrzeigersinne läßt auf eine vergangene Entzündung der Lunge schließen. Sind neben einem Substanzdefekt noch auffallende oder mikroskopisch kleine Pigmente zu sehen, so ist die Erkrankung noch frisch oder einige Monate alt. Sehr deutlich zu sehen sind auch die beiden braunen Pigmentflecken bei »10« (Nase) und bei »11« (Stirnhöhle).*

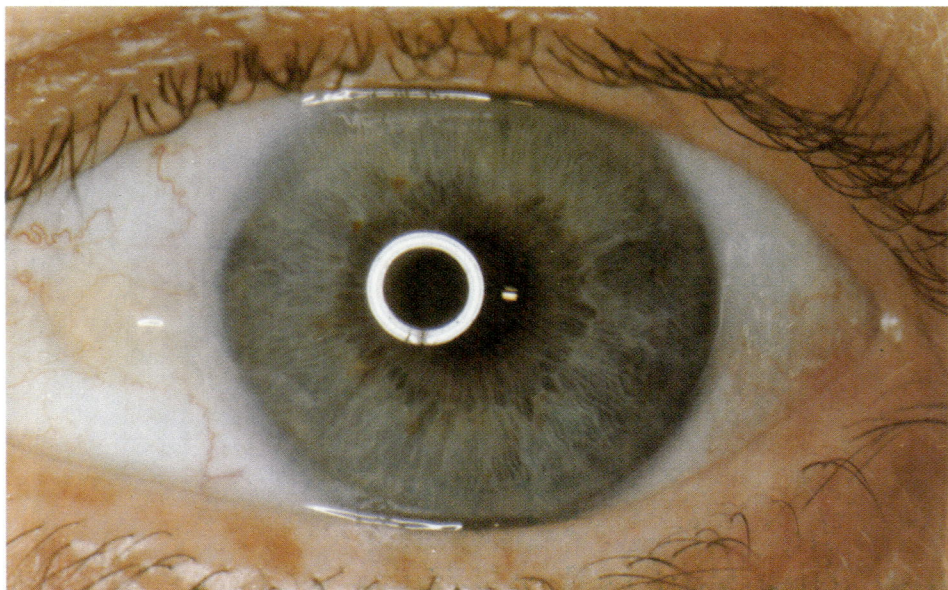

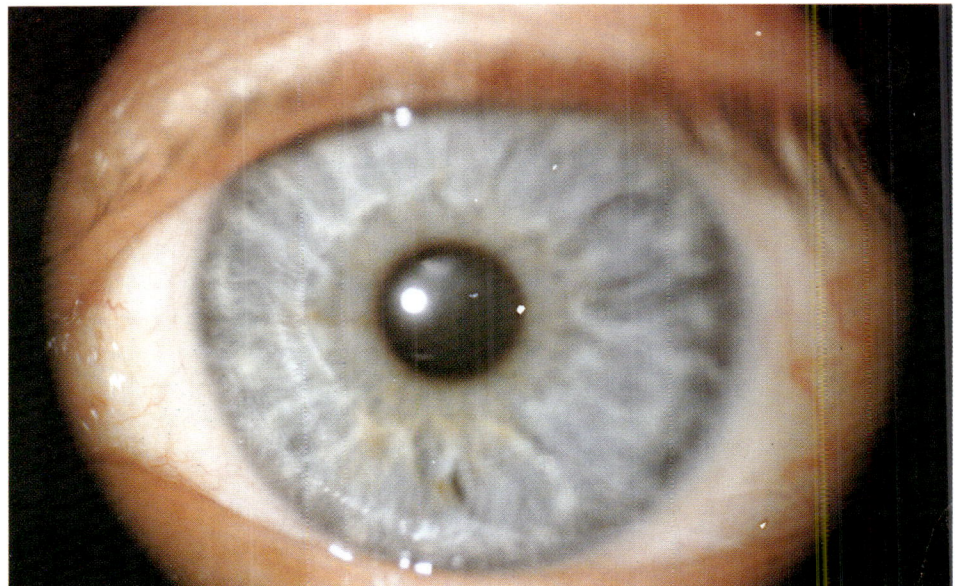

Beispiel 3: *(linke Iris) — Die grauweißen Streifen und Knoten stellen eine erhebliche Harnsäurebelastung dar. Die bräunlichen Verfärbungen zeigen Cholesterinablagerungen. Es ist dies das typische Erscheinungsbild einer rheumatisch-gichtischen Belastung. Substanzverluste und sogen. Krampfringe (Darmverkrampfungen) lassen an eine ernstere Stoffwechselstörung denken.*

Beispiel 4: *(rechte Iris) — Hier sticht uns sofort das breite und zerklüftete Darmrelief ins Auge. Die vielen pfeilartigen Striche und der dunkelbraune Pigmentfleck sind cholesterinbeladen. Die nach oben gerichteten Pfeile sind von feinen, mikroskopischen Pigmentpunkten umgeben und deuten auf eine erhebliche Hirnbelastung. Diese Iris zeigt typische große Krampfringe, die das Darmgebiet umkreisen. Die braunen Pigmentflecken zeigen Organstörungen lt. Topographie (Speiseröhre, Schilddrüse, Unterleib, Leber).*

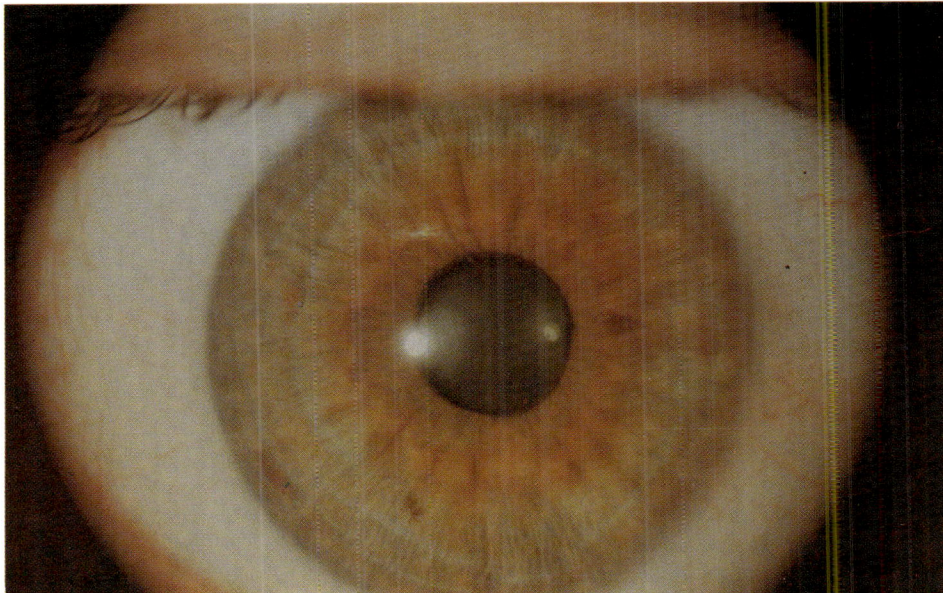

RECHTE IRIS

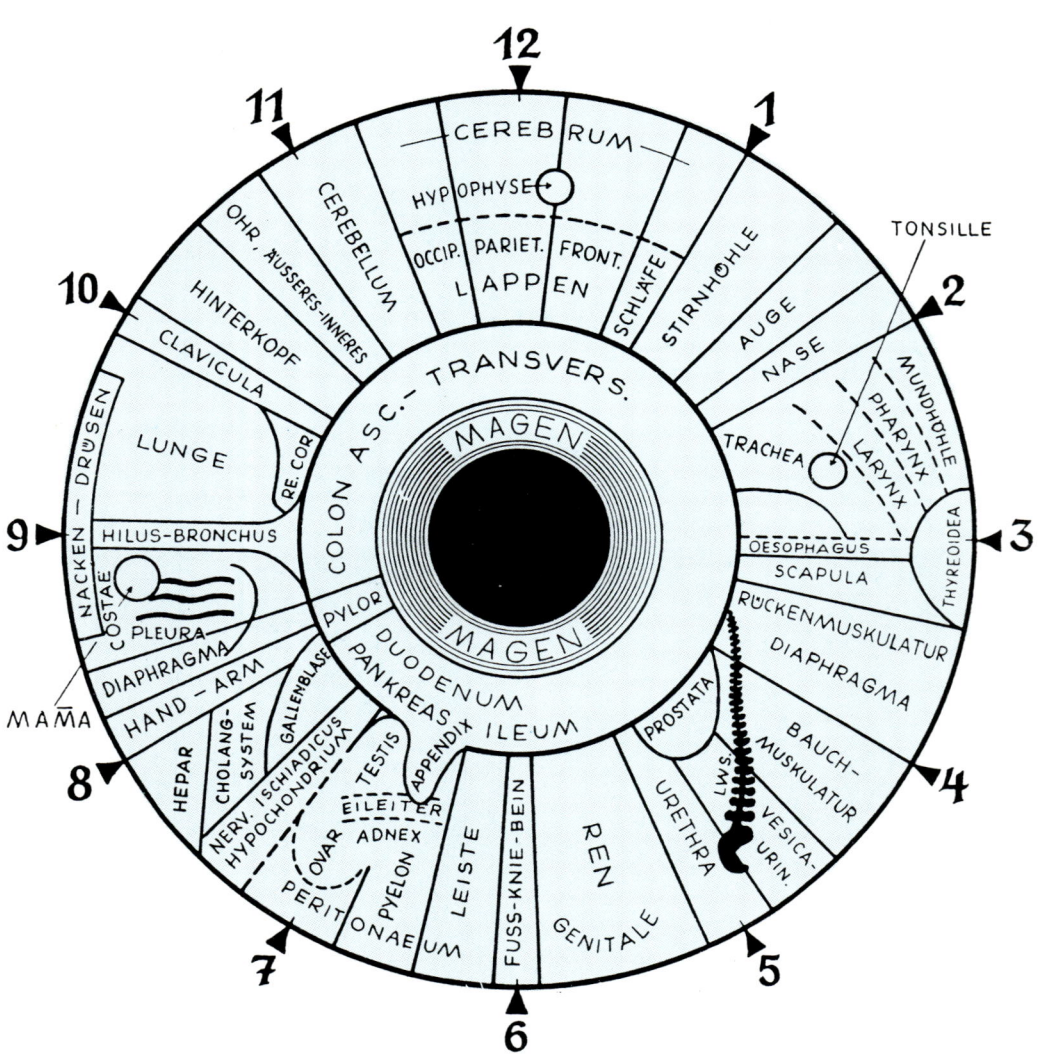

LINKE IRIS

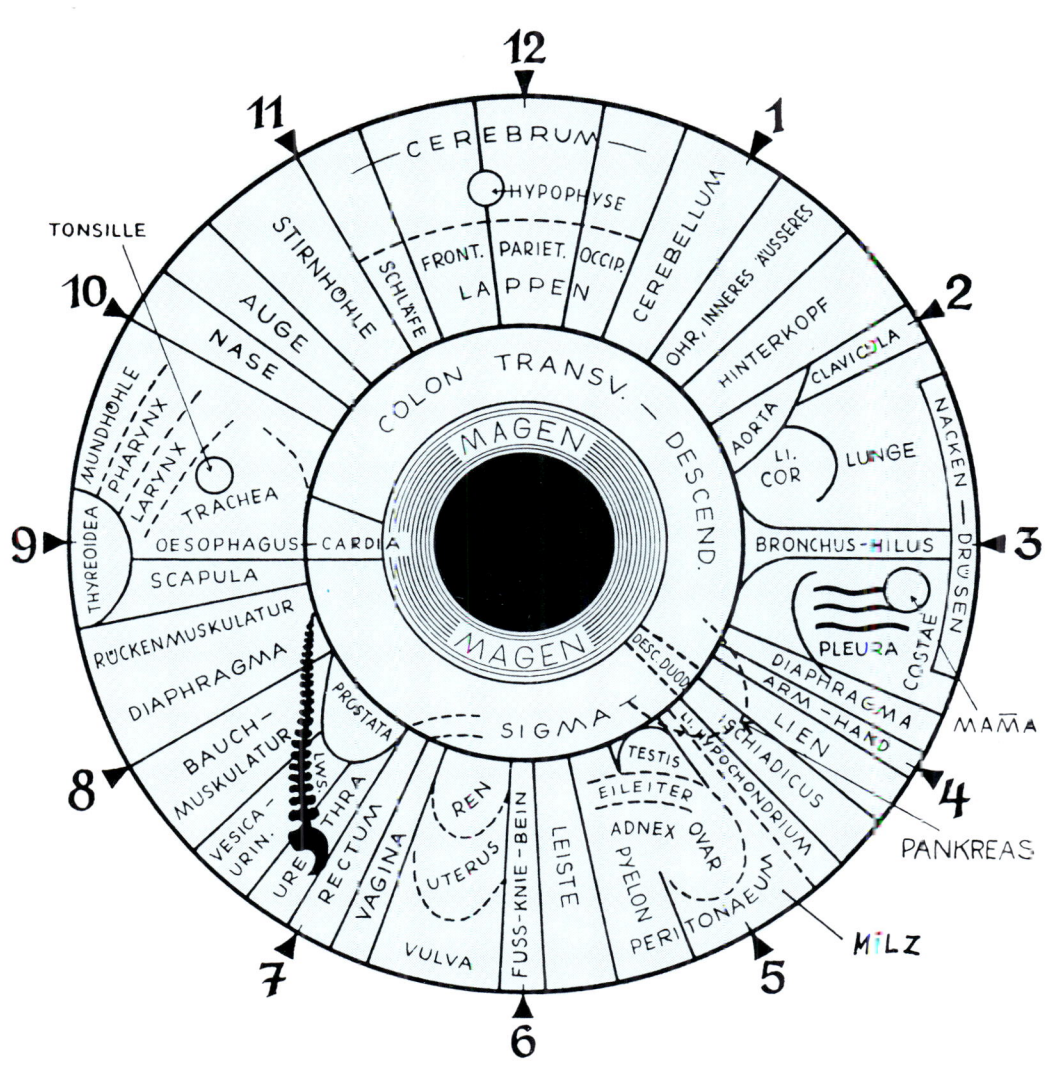

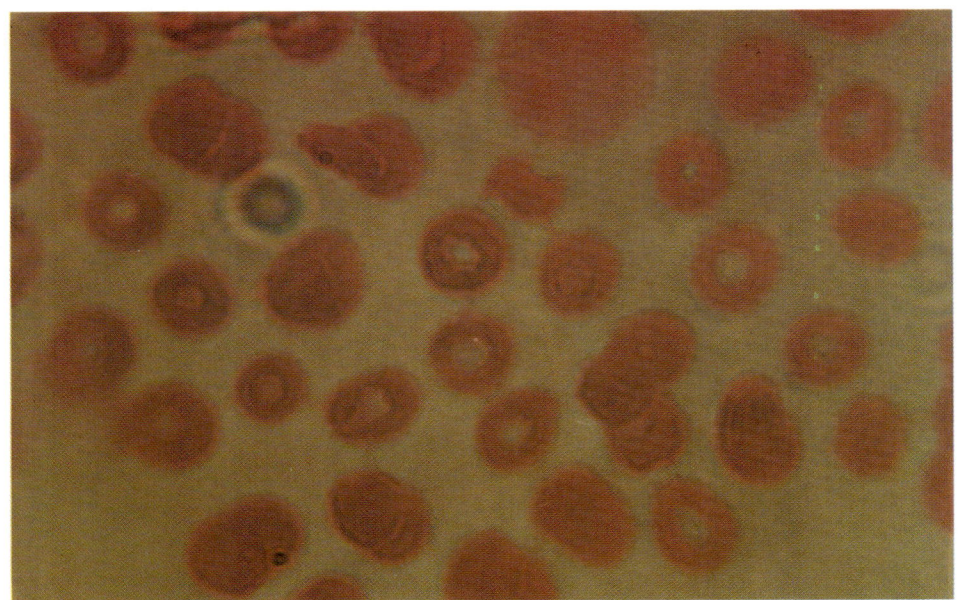

*Das Vorhandensein von entarteten, übergroß gewucherten Erythrozyten **(Megalozyten)** bedeutet Malignität.*

Stadium I:
*Der Blutparasit befällt die roten Blutkörperchen (Erythrozyten). Anfangs sieht man nur vereinzelte Sporen und nur eine leichte Schädigung der Erythrozyten **(Granula)**.*

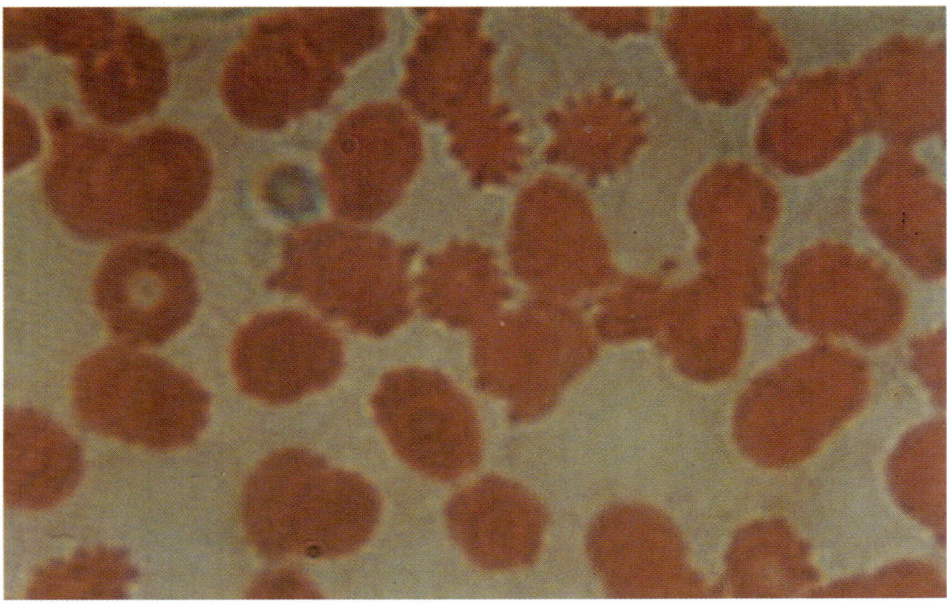

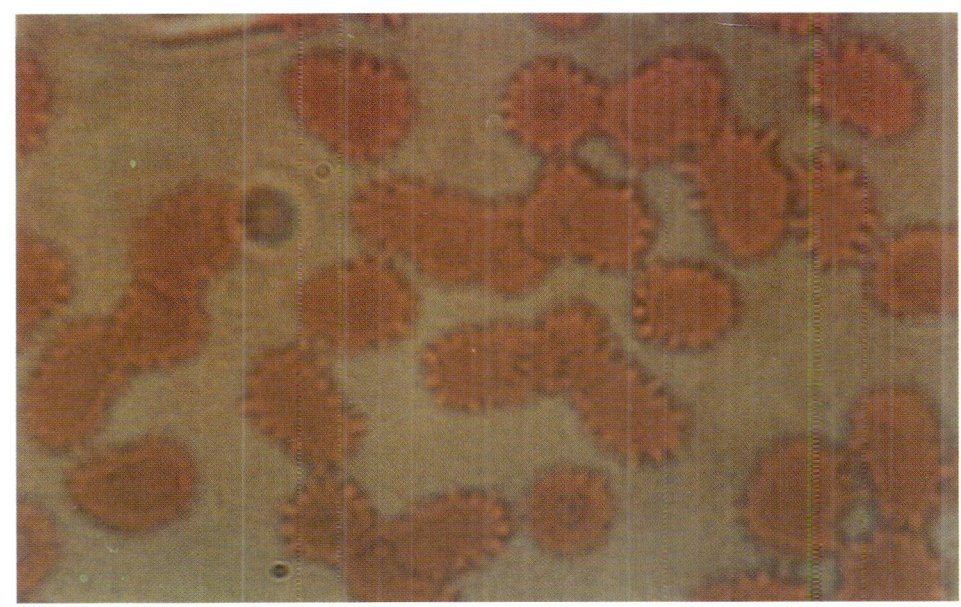

Stadium II:

Bei Präkanzerosen sind schon Jahre vor Auftreten eines Tumors Granula und **Stechapfelformen** *zu sehen.*

Stadium III:

Im Laufe der Erkrankung kommt es zur **Bläschenbildung**.

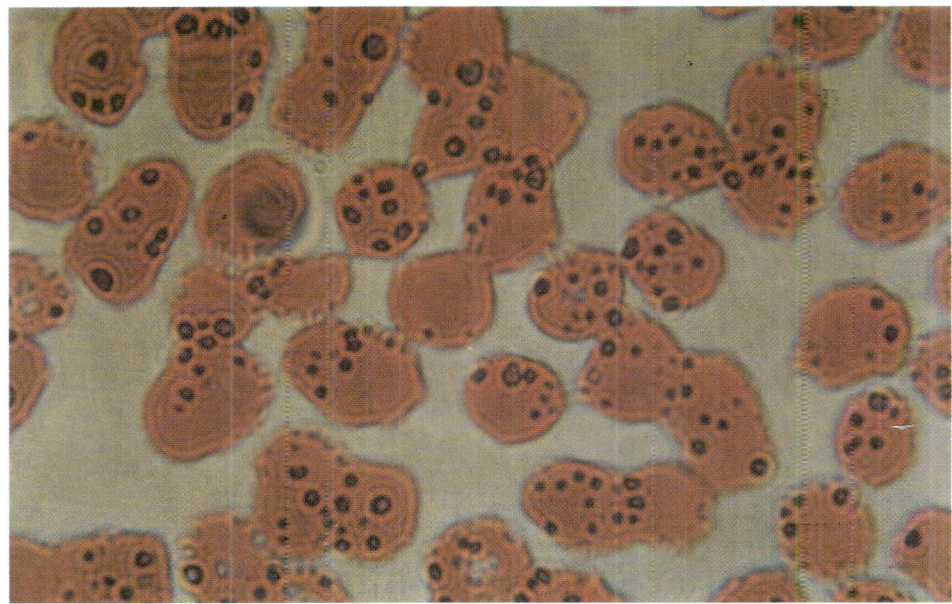

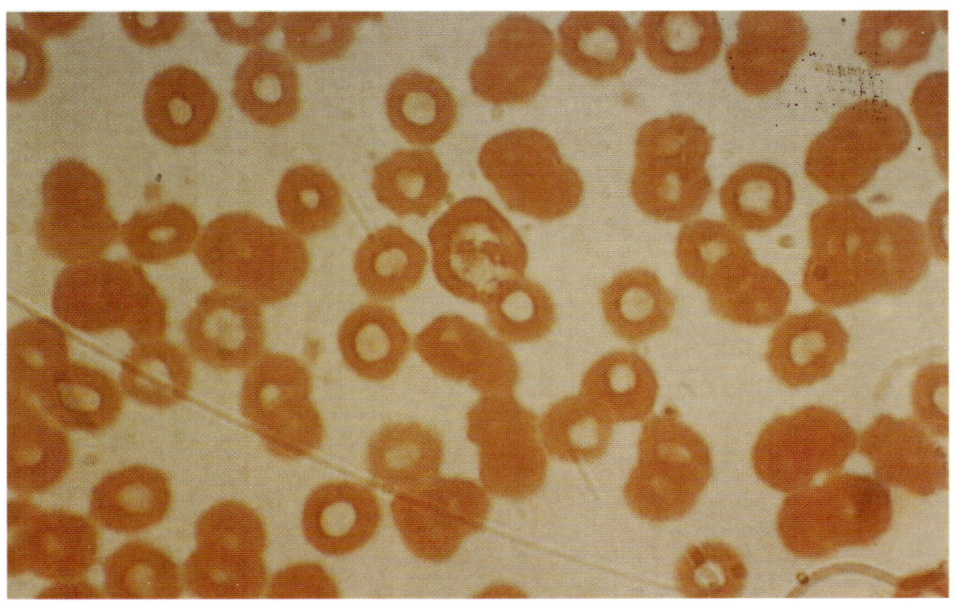

Stadium IV:
Bei fortschreitenden Tumoren sind die Erythrozyten innen wie ausgefressen und zeigen erhebliche Substanzverluste (Löcher und Ringformen).

Autodidakten und Suchenden möchte ich neben den bereits angeführten Werken ganz besonders das Buch »Blut- und Geschwulstkrankheiten. Genese-Diagnostik-Therapie« von Herrn Wilhelm Ewald empfehlen.
Erhältlich bei TZ-Verlag, Postfach 36, D-6101 Roßdorf 1.